EL LIBRO DE COCINA COMPLETO DE RECETAS VEGETARIANAS EN ESPAÑOL/ THE COMPLETE KITCHEN BOOK OF VEGETARIAN RECIPES IN SPANISH

Por
CHARLIE MASON

© **Derechos de Autor 2018 por Charlie Mason – Todos los Derechos Reservados.**

El siguiente libro se reproduce a continuación con el objetivo de proporcionar información lo más precisa y confiable posible. En cualquier caso, la compra de este libro puede considerarse como un consentimiento al hecho de que tanto el editor como el autor de este libro no son expertos en los temas tratados y que las recomendaciones o sugerencias que se hacen en este documento son solo para fines de entretenimiento. Los profesionales deben ser consultados según sea necesario antes de emprender cualquiera de las acciones aquí mencionadas.

Esta declaración se considera justa y válida tanto por Colegio de Abogados de América como por el Comité de la Asociación de Editores y es legalmente vinculante en todos los Estados Unidos.

Además, la transmisión, duplicación o reproducción de cualquiera de los siguientes trabajos, incluida información específica, se considerará un acto ilegal independientemente de si se realiza de forma electrónica o impresa. Esto se extiende a la creación de una copia secundaria o terciaria del trabajo o una copia grabada y solo se permite con el consentimiento expreso por escrito del Editor. Todos los derechos adicionales reservados.

La información en las siguientes páginas se considera, en términos generales, como una descripción veraz y precisa de los hechos y, como tal, cualquier falta de atención, uso o mal uso de la información en cuestión por parte del lector hará que las acciones resultantes sean únicamente de su competencia. No hay escenarios en los que el editor o el autor original de este trabajo puedan ser considerados responsables de cualquier dificultad o daño que pueda ocurrirles después de realizar la información aquí descrita.

Además, la información en las siguientes páginas está destinada únicamente a fines informativos y, por lo tanto, debe considerarse como universal. Como corresponde a su naturaleza, se presenta sin garantía con respecto a su validez prolongada o calidad provisional. Las marcas comerciales que se mencionan se realizan sin consentimiento por escrito y de ninguna manera pueden considerarse un respaldo del titular de la marca comercial.

Tabla de Contenido

Capítulo uno: Recetas vegetarianas rápidas y. 5

Capítulo Dos: Recetas rápidas y fáciles de 19

Capítulo 3: Cenas Vegetarianas Simples y 33

Capítulo uno: Recetas vegetarianas rápidas y sabrosas para el desayuno.

¿Busca opciones de desayuno rápido, saludable y delicioso para llevar o disfrutar de forma relajada? Le traemos estas fantásticas ideas para el desayuno o el brunch (desayuno-almuerzo) que son rápidas, deliciosas y fáciles de preparar.

1. Revoltillo de Tofu y Gorgonzola

Tiempo: 20 Minutos

Ingredientes:

- ¼ taza de cebolla roja (picada)
- 2/3 taza de champiñones blancos (en rodajas)
- 4 cucharadas de queso gorgonzola (desmenuzado / rallado)
- 1 diente de ajo (picado)
- 2 cucharadas de aceite de oliva
- 12 onzas de tofu firme (en cubos)
- 1 taza de espinacas

Método:

1. Caliente la sartén. Agregue aceite de oliva.
2. Agregue la cebolla, el ajo y el tofu hasta que la cebolla se vuelva translúcida.
3. Agregue los champiñones y cocine hasta que se ablanden durante 5-7 minutos. El tofu debe estar ligeramente dorado.
4. Retirar del fuego. Combine las espinacas y el queso, y agregue a la mezcla de tofu hasta que el queso Gorgonzola se derrita y las espinacas comiencen a marchitarse.

2. Tostada de aguacate y queso de cabra

Tiempo: 10 Minutos

Ingredientes:

- 4 rebanadas de pan (crujiente)
- ½ taza de queso de cabra (desmenuzado o rallado)
- Hojuelas de pimienta roja
- Aceite de oliva virgen extra
- Un aguacate maduro
- Sal marina

Método:

1. Tueste el pan hasta que se vuelva marrón claro y crujiente.
2. Triture el aguacate y divídalo en partes iguales.
3. Espolvoree queso de cabra rallado.
4. Agregue aceite de oliva, seguido de hojuelas de pimienta y sal.

3. Pizza de pita vegetariana

Tiempo: 25 Minutos

Ingredientes:

- 1 diente de ajo (triturado, picado)
- ½ taza de pimiento (cortado en cubitos)
- ½ taza de champiñones pequeños (en rodajas)
- ½ taza de cebolla roja (cortada en cubitos)
- 1 taza de espinacas (picadas)
- Salsa picante (según el gusto)
- Pimienta negra (según el gusto)
- 2 cucharadas de yogurt griego
- 1 ½ cucharada de salsa Sriracha
- ½ taza de queso (rallado)
- Aceite de oliva para pulverizar
- Agua (para cocinar)
- 1 pan de pita (trigo integral)
- 1 huevo (batido)

Método:

1. Precaliente el horno a 180 grados Centígrados. Agregue spray para cocinar en una bandeja para hornear de tamaño mediano.
2. Agregue un poco de agua a una sartén y encienda el fuego hasta que se caliente mucho. Agregue el ajo, los champiñones, las cebollas rojas y la pimienta y siga cocinando durante 8 minutos o hasta que la mezcla se vuelva suave y blanda. Combine el agua según sea necesario.
3. Combine las espinacas y cocine por un par de minutos hasta que se marchiten.

4. Batir el huevo, la salsa picante y la pimienta negra. Agregue a la mezcla de vegetales en la sartén y cocine hasta que el huevo esté completamente revuelto a fuego medio.
5. Hornee el pan de pita durante 4-5 minutos hasta que se dore.
6. Mezcle yogurt y la salsa Sriracha, y combine bien.
7. Unte el pan de pita con yogur y salsa Sriracha y agregue la mezcla de huevo y vegetales.
8. Espolvoree queso encima.
9. Cocine por 4 minutos o hasta que el queso se ponga pegajoso.
10. Cortar en rodajas y servir.

4. Sándwiches Focaccia de tomate y albahaca

Tiempo: 30 Minutos

Ingredientes (2 sándwiches)

- 1 pimiento amarillo (use los asados de la tienda de delicatesen cuando tenga poco tiempo)
- 2 cucharadas de puré de tomate seco
- 4 tomates maduros a la mitad
- La mitad de un pan grande de focaccia
- 1 cucharada de aceite de oliva
- 4 onzas (110 g) de mozzarella en rodajas
- 8 hojas de albahaca
- Pimienta molida y sal de mesa (según el gusto)

Método:

1. Precaliente el asador. Cubra la sartén con papel de aluminio.
2. Ase los pimientos hasta que estén ampollados.
3. Envuelva el pimiento en papel de aluminio para sellarlo y dejar que se enfríe.
4. Corte la focaccia verticalmente por la mitad y horizontalmente en cuartos. Toste por ambos lados en el asador.
5. Extienda el puré de tomate secado al sol por ambos lados.
6. Cubra el asador con papel aluminio y coloque los tomates sobre él. Rociar con aceite de oliva. Cocine durante 4-5 minutos hasta que los tomates se hayan vuelto blandos. Espolvoree sal y pimienta.
7. Corte el pimiento en tiras y agregue rodajas de pimiento y tomates a la focaccia. Espolvoree el queso mozzarella y hojas de albahaca. Rocíe aceite de la sartén. Coloque la otra mitad de pan focaccia y sirva caliente.

5. Tacos sabrosos de vegetales

Tiempo: 20-25 Minutos (3 tacos)

Ingredientes para rellenar

- 1 ½ dientes de ajo (picados)
- Medio calabacín (cortado en tiras finas)
- Medio pimiento rojo (picado)
- Media cebolla blanca (cortada en cubitos)
- ½ lima (jugo)
- Sal, pimienta en hojuelas y pimienta negra molida (según el gusto)
- 3 huevos (revueltos)
- 4-5 tomates cereza (picados)
- 1 cucharadita de aceite de oliva
- 3 tortillas pequeñas a medianas
- Elección de guarnición: queso feta, salsa picante, jalapeño, etc.

Método:

1. Caliente la sartén. Cuando esté suficientemente caliente, agregue aceite de oliva.
2. Agregue las cebollas y la sal y cocine hasta que las cebollas se vuelvan translúcidas por 5 minutos.
3. Introduzca el ajo y la pimienta y saltee durante 45 segundos a un minuto.
4. Agregue el calabacín y el pimiento hasta que la mezcla se haya ablandado durante 5-7 minutos. Necesitamos una mezcla suavizada, no líquida / blanda.
5. Apague el fuego y agregue el jugo de lima. Agregue sal, revuelva bien y reserve.

6. Revuelva los huevos y agregue la salsa picante, la pimienta negra y la sal. Cocine a fuego medio.
7. Coloque los tomates cereza y reserve la mezcla.
8. Caliente la tortilla a fuego medio. Retirar a un lado en un plato. Cúbralo con huevos y con la mezcla de vegetales. Decorar con queso feta, salsa picante, jalapeño, etc.

6. Burritos sabrosos de tofu

Tiempo: 15 Minutos

Ingredientes (2 burritos)

- 2 champiñones grandes (en rodajas)
- 1 diente de ajo (cortado en cubitos)
- ¼ taza de cebolla roja (cortada en cubitos)
- ½ paquete de tofu extra firme (desmenuzado / rallado)
- ¼ cucharadita de comino, sal, pimienta, cúrcuma, chile en polvo, ajo en polvo, cada uno mezclado con 1 ½ cucharadita de agua.
- 2 wraps de tortilla
- 1 cucharadita de Jugo de Lima
- Lechuga (2 hojas)
- Aguacate en rodajas (1 taza)
- Frijoles refritos (1 taza)
- Salsa (según el gusto)
- Hojas de cilantro

Método:

1. Caliente la sartén lo suficiente.
2. Introduzca el ajo en cubitos, el pimiento rojo, los champiñones y la cebolla y cocine por unos 10 minutos hasta que la mezcla se vuelva suave y blanda.

3. Agregue el tofu y toda la mezcla de especias a la sartén.
4. Revuelva y cocine hasta que el tofu esté caliente.
5. Puede calentar frijoles refritos por separado o agregarlos fríos.
6. Agregue montones generosos de frijoles, cilantro, lechuga, aguacate, jugo de lima y salsa a los wraps. Llene la mezcla de tofu.
7. Envuelva y disfrute.

7. Tomates y huevos al horno

Tiempo: 25 Minutos

Ingredientes (2 porciones)
- 2 cucharadas aceite de oliva
- 1 chile rojo (deshuesado y picado finamente)
- Manojo de cilantro pequeño (picado)
- 3 cebollas rojas pequeñas (picadas)
- 1 diente de ajo
- 4 huevos
- 1 cucharadita de azúcar en polvo
- 2 Latas de tomate cereza (400gr cada una)

Método:

1. Caliente la sartén (con tapa). Lentamente agregue aceite. Agregue las cebollas, el ajo, el cilantro picado y el chile rojo durante 5-10 minutos hasta que la mezcla se ablande. Combine los tomates y el azúcar de ricino.
2. Permita que la mezcla burbujee durante 10 minutos hasta que espese.
3. La mezcla se puede congelar y almacenar durante un mes.
4. Use una cuchara grande para hacer cuatro grietas en la salsa. Abra un huevo en cada una de las cuatro aberturas. Cubra y siga cocinando a fuego medio bajo durante 8-10 minutos hasta que los huevos estén listos según su preferencia.
5. Espolvoree algunas hojas de cilantro. Servir con pan crujiente tibio.

8. Tostadas al pesto

Tiempo: 20 Minutos

Ingredientes: (2 tostadas)

- ¼ taza de semillas de calabaza sin cáscara
- 1 diente de ajo mediano
- 1 aguacate grande
- Sal (según el gusto)
- Hojas de albahaca (1/3 taza)
- 1 cucharada de jugo de limón

Los acompañamientos opcionales incluyen tomates cereza, pimienta negra molida y hojuelas de pimienta.

1. Agregue las semillas de calabaza a una sartén y cocine a fuego lento a medio. Cocine hasta que las semillas crujan y estallen. Retirar de la llama y reservar para enfriar.
2. Divida los aguacates en dos sacando sus entrañas en un procesador de alimentos. Agregue jugo de limón, ajo y sal según el gusto. Licúe hasta que la mezcla se vuelva suave.
3. Agregue las semillas de calabaza y la albahaca para hacer un pulso con toda la mezcla hasta que se mezcle finamente. Añadir más sal si es necesario.
4. Tostar pan y untar un generoso montón de pesto de aguacate en cada rebanada. Servir con tomates. Cubra con pimienta molida y hojuelas de pimiento rojo. Servir caliente.

9. Hummus Verde (con tostadas o pita)

Tiempo: 20 Minutos

Ingredientes (Aprox. 2 tazas)
- ¼ taza de tahini
- 2 cucharadas de aceite de oliva (reserva más para rociar encima)
- ½ taza de perejil fresco (picado)
- ¼ taza de jugo de limón
- ½ taza de estragón fresco (picado)
- Sal (según el gusto)
- 1 diente de ajo (picado)
- Una lata de garbanzos (lavados y escurridos)
- 3 cucharadas de cebollín fresco (picado)
- Hierbas frescas para decorar

Método:

1. Combine el tahini y el jugo de limón en una mezcla cremosa y suave. Batir primero antes de agregar a un procesador de alimentos.
2. Agregue aceite de oliva, cebollín, ajo, estragón, perejil y sal a la mezcla y procese nuevamente. Haga una pausa para raspar la mezcla del tazón cuando sea necesario.
3. Agregue la mitad de la cantidad dada de garbanzos y procese por un minuto o dos. Agregue lentamente los garbanzos restantes y procese hasta que la mezcla esté suave pero espesa. Agregue agua lentamente si la mezcla es muy grumosa y procese hasta lograr la consistencia deseada.
4. Retire la mezcla en un tazón. Rocíe 1 cucharadita de aceite de oliva.

5. Sirva con pan de pita o pan crujiente o tostadas.
6. Refrigere en un recipiente y use según sea necesario hasta una semana.

10. Sabroso cuenco de Quinoa

Tiempo: 15 Minutos

Ingredientes (1 porción)

- 100 g de tofu extra firme (desmenuzado)
- ¼ taza de tomates cereza
- 1 taza de col rizada (rasgar en pedazos pequeños)
- ½ taza de zanahoria (rallada)
- ½ taza de champiñones (en rodajas)
- ½ cucharadita de ajo en polvo
- ½ taza de brócoli (picado)
- ½ cucharadita de curry en polvo (amarillo)
- ½ cucharadita de pimentón
- ½ cucharadita de cebolla en polvo
- Sal y pimienta (según su gusto)
- 1/2 lima
- ½ taza de quinoa (cocida)
- ½ aguacate (en rodajas)
- ½ taza de brotes (deli)

Método:

1. Caliente un wok a fuego alto.
2. Combine las especias y los condimentos en un tazón grande y reserve.
3. Cuando el wok esté suficientemente caliente, agregue champiñones, zanahoria y brócoli con unas gotas de agua.

Cocine durante unos 6-7 minutos hasta que los vegetales se pongan blandos.
4. Reduzca el fuego y combine los tomates cereza, la mezcla de especias y la col rizada. Continúe revolviendo y cocine hasta que la col rizada se marchite. Siga salpicando agua para evitar que la mezcla se pegue, se queme o se cocine demasiado.
5. Agregue jugo de lima y tofu hasta que se mezcle con el resto y se dore.
6. Agregue la mezcla a un tazón de quinoa.
7. Rocíe toda la mezcla con brotes y / o aguacate en rodajas. Agregue más lima, sal y pimienta si es necesario.

11. Tortilla de garbanzos

Tiempo: 15 Minutos

Ingredientes (para 3 tortillas pequeñas)

- 1 taza de harina de garbanzos
- ½ cucharadita de cebolla, ajo, pimienta blanca y pimienta negra en polvo
- 1/3 taza de levadura
- ½ cucharadita de bicarbonato de sodio
- 4 onzas de champiñones (salteados)
- 3 cebollas verdes (picadas)

Método:

1. Mezcle la harina de garbanzos, el ajo en polvo, la cebolla en polvo, la pimienta negra y la pimienta blanca, la levadura y el bicarbonato de sodio en un tazón. Agregue un poco de agua para hacer una masa suave.
2. Caliente la sartén lo suficiente. Vierta la masa en la sartén y extienda de manera uniforme. Agregue un par de cucharadas de champiñones y cebollas verdes para cocinar cada tortilla. Siga volteándolo periódicamente hasta que ambos lados se cocinen de manera uniforme.
3. Cubra su tortilla con espinacas, salsa picante, salsa, tomates y cualquier otro ingrediente de su elección.

Capítulo Dos: Recetas rápidas y fáciles de almuerzo vegetariano

1. Coliflor Frita con Huevo

Ingredientes (2 porciones)

- 2 cucharadas de aceite de coco
- Rodajas de pimiento amarillo, rojo y verde (en cubitos)
- Una cebolla pequeña (cortada en cubitos)
- Tomates cereza (medio cesta)
- 1 coliflor de cabeza completa (rallada). Para ahorrar tiempo, puede usar las que son prefabricadas
- ½ Guisantes (frescos o congelados)
- 2 huevos batidos
- Sal y pimienta negra (según su gusto)
- Opcional: salsa de soja (use salsa de soja tamari si busca una alternativa sin gluten)

Método:

1. Caliente el aceite en un wok grande. Agregue la cebolla y los pimientos y cocine por 2-3 minutos.
2. Agregue tomates y guisantes. Freír esta mezcla por otros 3 minutos.
3. Combine los huevos batidos con los vegetales y unte de manera uniforme, de modo que la mezcla de vegetales quede completamente cubierta. Extender uniformemente en lugar de remover. Espere un minuto antes de mezclar los huevos para formar una preparación revuelta.
4. Agregue la coliflor y saltee durante otros 5-7 minutos hasta que la mezcla se ablande.
5. Sazone con salsa de soja, sal y pimienta.

Consejo: esta mezcla puede hacer deliciosos rellenos para wraps o puede comerse sola como una opción de almuerzo rápida, fácil y deliciosa.

2. Nachos Griegos

Tiempo: 20 Minutos

Ingredientes (3 porciones)

- ½ cucharada de jugo de limón
- Pimienta molida fresca (según su gusto)
- ½ taza de lechuga (picada)
- 1 ½ tazas de chips de pita integrales
- ¼ taza de tomates pera (en cuartos)
- ¼ taza de queso feta (desmenuzado)
- 1 cucharada de aceitunas Kalamata (picada)
- 1 cucharada de cebolla roja (picada)
- ½ taza de hummus
- ½ cucharada de orégano para sazonar
- 1 cucharada de aceite de oliva

Método

1. Mezcle hummus (deje un poco de lado), aceite de oliva, pimienta y jugo de limón.
2. Coloque una capa de pita en un plato. Mezcle el hummus en las patatas fritas.
3. Agregue lechuga, queso feta, aceitunas, cebollas rojas y tomates. Agregue una cucharada de la mezcla de hummus reservada en un tazón. Complete con orégano.

3. Deliciosa sopa de fideos tailandeses

Ingredientes (2 tazas)

- ½ paquete o 4 onzas de fideos de arroz
- ½ jengibre recién pelado y triturado
- 1 ½ tazas de caldo de verduras (sin sal)
- ½ taza de zanahorias (en rodajas finas)
- ½ pimiento rojo (en rodajas finas)
- 2 dientes de ajo (triturados)
- Medio pepino (en rodajas finas a lo largo)
- 2 ½ cucharadas de hierbas frescas (mixtas)
- 3 cucharadas de maní tostado sin sal
- 1 cucharadita de aceite de chile
- 1 ½ salsa de soya baja en sodio

Método:

1. Cocine los fideos como se menciona en el paquete y escúrralos.
2. Caliente la sartén lo suficiente. Lentamente agregue aceite. Agregue jengibre y ajo para cocinar durante aproximadamente 1-2 minutos, revolviendo continuamente la mezcla.
3. Introducir el caldo y la salsa de soya baja en sodio. Déjelo hervir mientras remueve continuamente.
4. Cocine a fuego lento durante 10-12 minutos.
5. Agregue el pepino, las zanahorias y la pimienta en un tazón y combine bien. Repartir los fideos en dos tazones.
6. Cubra cada tazón con la mitad de la mezcla de vegetales.
7. Vierta la mitad del caldo en cada tazón.
8. Espolvorear con maní y hierbas.
9. Rocíe con un poco de aceite de chile para darle más sabor.

4. Arroz Frito con Nueces

Ingredientes (3 porciones)

- 1 ½ cucharadas de aceite de sésamo
- 1 ½ tazas de floretes de brócoli
- 1 paquete de arroz integral prefabricado
- 4 onzas de champiñones shiitake en rodajas
- ½ taza de anacardos tostados (sin sal)
- 1 huevo batido
- 1 ½ cucharada de salsa de soya baja en sodio
- ¼ taza de mantequilla de maní
- ¼ cucharadita de pimienta negra
- ½ cucharada de vinagre de arroz
- ½ cucharada de agua
- ½ cucharada de semillas de sésamo (tostadas)

Método:

1. Caliente ½ cucharada de aceite a fuego alto en una sartén antiadherente grande.
2. Agregue los champiñones y el brócoli. Continúe cocinando por 5-7 minutos más. Apague el calentador y colóquelo a un lado.
3. Agregue el resto de 1 cucharada de aceite. Introducir arroz junto con nueces. Cocine por otros 7-8 minutos.
4. Combine los huevos para cocinar por un par de minutos hasta que estén bien cocidos.
5. Agregue el brócoli, media cucharada de salsa de soya y pimienta.
6. Agregue la 1 ½ cucharada restante de salsa de soya, vinagre, mantequilla de maní y media cucharada de agua en un tazón. Cubra el arroz con la mezcla de mantequilla de maní y espolvoree semillas de sésamo para un sabor extra.

5. Deliciosa Ensalada Panzanella (Ensalada Italiana de Pan Ligero y Tomates)

Tiempo: 20 Minutos

Ingredientes (una taza grande)
- 3 cucharadas de aceite de oliva
- 2 tomates grandes (maduros y en cubos)
- 1 pimiento amarillo (en cubos)
- 15 hojas de albahaca (picadas)
- 1 pepino (cortado en rodajas de ½ pulgada)
- ½ cebolla roja (en rodajas finas)

Aderezo:
- 1 cucharadita de ajo (machacado)
- 1/2 taza de aceite de oliva
- ½ cucharadita de mostaza Dijon
- 3 1/2 cucharadas de alcaparras
- ¼ cucharadita de pimienta negra molida fresca
- Sal (según el gusto)
- 3 ½ cucharadas vinagre de vino

Método:
1. Prepare el aderezo combinando de ajo, vinagre, aceite de oliva (media cantidad), mostaza, sal y pimienta.
2. Agregue el resto del aceite de oliva a una sartén. Cocine los cubos de pan a fuego lento durante 8-10 minutos hasta que se doren.
3. Agregue más aceite de oliva según sea necesario.
4. Mezcle el pepino, el pimiento, la cebolla roja, el tomate, las alcaparras y la albahaca en un tazón grande.

5. Agregue la vinagreta junto con los cubitos de pan cocido y revuelva.
6. Combinar condimentos (sal y pimienta)

6. Baba Ghanoush

Tiempo: 15 Minutos

Ingredientes (2 tazas)

- 4 berenjenas pequeñas
- Sal y pimienta (según su gusto)
- dientes de ajo (picados aproximadamente)
- 3 cucharadas de perejil (picado)
- 2 pizcas de chile rojo en polvo
- 4 cucharadas de pasta de tahini
- 40 ml de zumo de limón
- 2 cucharadas de aceite de oliva (opcional para chorrear)

Método:

1. Pele las berenjenas y agregue su carne a un procesador junto con otros ingredientes.
2. Licúe hasta obtener una mezcla suave.
3. Sazone con sal, pimienta, chile en polvo, perejil y aceite de oliva (opcional).
4. Disfrute con pan de pita.

7. Magdalenas vegetarianas fáciles

Tiempo: 20 Minutos

Ingredientes (4 porciones)

- 4 magdalenas (tostadas inglesas)
- 1 taza de brotes de alfalfa
- 1 cebolla pequeña (picada)
- 1 aguacate (puré)
- 1 tomate (picado)
- 5 cucharadas de aderezo para ensaladas (estilo ranch)
- 1 taza de queso cheddar (ahumado)
- 5 cucharadas de semillas de sésamo negro bien tostadas

Método:

1. Comience precalentando el horno en el modo asar.
2. Coloque un panecillo en la bandeja para hornear abierto después de partirlo.
3. Extienda cada mitad con aguacate dividiendo todos los ingredientes de manera uniforme. Cubra cada mitad con tomates, queso, cebolla, brotes, aderezo y semillas de sésamo.
4. Ase hasta que el queso se derrita y se dore y forme burbujas.

8. Ensalada de pasta ligera y deliciosa

Tiempo: 20 Minutos
Ingredientes (4-6 porciones)

Método:
- 1/2 caja de pasta tricolor
- 1 ½ taza de cebollas rojas (picadas)
- 1/2 libra de queso cottage en rodajas
- ½ lb. de queso provolone (en cubos)
- 1 ½ taza de pimiento verde
- ½ taza de aceitunas negras (en rodajas)
- 1 taza de tomates (cortados en cubitos)

Aderezo
- ¾ taza de aceite de oliva virgen extra
- 1 cucharada de orégano
- ¾ taza de vinagre de vino
- Sal y pimienta
- ¾ taza de azúcar

Método:
1. Combine todos los ingredientes del aderezo para ensalada y déjelo a un lado.
2. Prepare la pasta según las instrucciones de la caja.
3. Agregue rebanadas de requesón.
4. Mezcle queso cottage, ingredientes picados con pasta cocida.
5. Agregue el aderezo y enfríe por un tiempo si desea una ensalada fría. Si desea una textura de ensalada más húmeda, vierta más aceite de oliva o vinagre.
6. Cubra con queso antes de servir.

9. Guacamole Mexicano con Tortilla

Tiempo: 20 Minutos

Ingredientes (2-3 porciones)

- 2 ½ tomates Roma (cortados en cubitos)
- 3 aguacates (pelados y triturados)
- ½ taza de cebolla (finamente picada)
- 1 cucharadita de ajo (picado)
- 3 cucharadas cilantro fresco (picado)
- 1/2 zumo de lima

Método:

1. Combine el jugo de limón, sal, pimienta y puré de aguacate.
2. Agregue la cebolla, el cilantro y el ajo.
3. Agregue más pimienta si es necesario.
4. Refrigerar para servir frío o servir inmediatamente.
5. El versátil guacamole se puede comer solo como ensalada o combinado con tortillas o incluso como relleno de wraps para almuerzos rápidos, fáciles y deliciosos.

10. Arroz al Horno con Espinacas y Parmesano

Tiempo: 30 Minutos

Ingredientes (2 porciones)

- 1 paquete de espinacas congeladas (picadas). Asegúrese de eliminar el exceso de agua.
- 2 ½ tazas de arroz cocido
- 2 tazas de queso (rallado)
- 1 taza de queso parmesano (desmenuzado)
- 1/2 taza de mantequilla
- 2 cebollas verdes grandes (picadas)
- 1 diente de ajo (picado)
- ¾ taza de leche
- 3 huevos grandes (batidos)
- Sal y pimienta (según su gusto)
- ¼ taza de parmesano para adornar
- Mozzarella rallada (guarnición opcional)

Método:

1. Precaliente el horno a 180 grados Centígrados y rocíe ligeramente una fuente para horno mediana.
2. Combine la mantequilla, queso cheddar, arroz, cebolla, huevos, leche, queso parmesano, espinacas y ajo hasta que esté completamente combinado.
3. Agregue sal y pimienta según el gusto.
4. Coloque la mezcla en la fuente para hornear y decore con parmesano.
5. Hornee por 20 minutos. Si está adornando con mozzarella, agréguelo durante los últimos 3-4 minutos del tiempo de cocción.

11. Pico De Gallo Mexicano

Tiempo: 15 Minutos

Ingredientes (2 porciones)

- 2-3 chiles jalapeños (en rodajas)
- ½ cucharada jugo de lima
- 4 tomates pera completamente maduros (picados)
- 1 cebolla blanca (cortada en cubitos)
- Sal (según su gusto)
- 1 taza de cilantro (picado)

Método:

1. Mezcle todos los ingredientes y cubra.
2. Refrigere si quiere disfrutarlo frío. De lo contrario, ya es bueno como está. Evite almacenarlo y consumirlo el mismo día para obtener frescura.

12. Club Sándwich Súper Vegetariano

Tiempo: 10 Minutos

Ingredientes (1 porción)

- 3 rebanadas grandes de pan grano entero
- Jugo de limón (un chorro)
- 1 zanahoria (pelar y rallar gruesa)
- 2 tomates (en rodajas gruesas)
- 1 cucharada de aceite de oliva
- 2 cucharadas de hummus
- 1 puñado de berros.

Método:

1. Tostar el pan ligeramente. Mientras tanto, mezcle la zanahoria, el jugo de limón, el aceite de oliva y los berros.
2. Extienda el hummus en cada rebanada de pan tostado.
3. Agregue la mezcla de berros y zanahorias a una rebanada. Coloque otra rebanada encima y cúbrala con una rodaja de tomate gruesa. Finalmente, agregue la tercera rebanada (el lado del hummus estará abajo).
4. Corte el sándwich en cuartos y disfrútelo.

13. Hamburguesa Mozzie De Tomate

Tiempo: 10 Minutos

Ingredientes (3 porciones)

- 3 tomates maduros grandes
- Sal y pimienta (según gusto)
- 4 onzas de mozzarella (sin sal)
- 1 cucharada de aceite de oliva
- ½ diente de ajo grande (en rodajas finas)
- 1 ramita de hojas frescas de albahaca

Método:

1. Caliente el horno a 450 grados F. Corte el tomate en dos mitades horizontales. Es posible que tenga que cortar la parte inferior del tomate para que quede bien.
2. Acomode los tomates con la porción cortada en una bandeja para hornear forrada con papel de aluminio (con borde) o en una asadera.
3. Cubra con aceite. Agregue el condimento según sea necesario. Espolvoree ajo en rodajas finas sobre los tomates.
4. Ase hasta que se ablande por unos 12-15 minutos.
5. Mientras tanto, corte la mozzarella en tres rebanadas de ½ pulgada. Use una espátula para emparedar la rebanada entre dos mitades de tomate tibias hasta que el calor derrita ligeramente la mozzarella.
6. Rocíe los tomates con todos los jugos acumulados en la sartén y decore con albahaca fresca antes de servir.

14. Ensalada israelí

Tiempo- 15 Minutos

Ingredientes (4 porciones)

- 1/2 libra de pepinos persa (u otras variantes cortadas en cubitos)
- 1/3 taza de cebolla (picada)
- ½ lb. de tomates frescos completamente maduros (en rodajas)
- ½ taza de perejil fresco (picado)
- Sal (según el gusto)
- 1 ½ cucharada de aceite de oliva extra virgen
- 1 ½ jugo de limón fresco.

Método:

1. Combine los pepinos cortados en cubitos con todos los ingredientes.
2. Combine bien hasta que los vegetales se combinen con aceite, perejil fresco, sal y jugo de limón.
3. Sabe mejor a temperatura ambiente, aunque puede refrigerar si prefiere una versión más fría. Disfrútelo como ensalada o como un almuerzo ligero y saludable.

Capítulo 3: Cenas Vegetarianas Simples y Deliciosas

1. Batatas Africanas en Sopa de Maní

Tiempo: 25 Minutos

Ingredientes (2-3 porciones)

- ½ cucharadita de aceite de maní
- 1 ½ diente de ajo (triturado)
- 2 tazas de caldo de verduras bajo en sodio
- ¼ lata de tomates (cortados en cubitos)
- ½ cebolla (finamente picada)
- Jengibre de 1 pulgada (finamente picado)
- 1 libra de batatas (pelar y cortar en trozos gruesos de una pulgada)
- ½ taza de mantequilla de maní
- ½ cucharada de pasta de tomate
- ½ cucharadita de cayena (dependiendo del sabor puede agregar o reducir la cantidad)
- 1 taza de col rizada
- Sal según su gusto
- Cacahuetes tostados para decorar

Método:

1. Caliente el aceite de maní en una olla de sopa. Agregue ajo, jengibre, batatas y cebolla. Cocine a fuego medio hasta que la mezcla se ablande.
2. Agregue los tomates, la cayena, la pasta de tomate, la mantequilla de maní y el caldo. Sigue revolviendo para

mezclar bien los ingredientes hasta que comience a hervir a fuego lento.
3. Cocine a fuego lento durante 8-10 minutos cubriendo la olla.
4. Triturar las batatas con un machacador.
5. Agregue los vegetales y cocine a fuego lento sin cubrir la olla durante 3-4 minutos.
6. Agregue sal según su gusto.
7. Decorar con maní tostado.

2. Sopa Holandesa Mosterdsoep

Tiempo: 20 Minutos

Ingredientes (2-3 porciones)

- 3 tazas de caldo de verduras
- ½ taza de harina
- 3 cucharadas de mostaza
- ¼ taza de mantequilla
- 1 cucharada de crema batida
- Sal y pimienta (según su gusto)

Método:

1. Agregue el caldo de verduras a la sartén. Llevar a ebullición mientras revuelve.
2. En otra sartén, derrita la mantequilla y agregue la harina. Siga revolviendo para evitar formaciones de grumos. Cocine hasta obtener una mezcla suave y durante unos 4-5 minutos.
3. Agregue el caldo gradualmente a aproximadamente 1/4 de taza cada 4-5 minutos. Revuelva continuamente. Cocine continuamente hasta que la mezcla tenga una consistencia uniforme y cremosa, sin grumos.
4. Cocine a fuego lento después de agregar todo el caldo durante 12 minutos.
5. Agregue la crema batida encima y sirva caliente.

3. Arroz y pimientos rellenos de tofu (un delicioso giro vegetariano en una receta clásica de carne de res)

Tiempo: 30 Minutos

Ingredientes (4 porciones)

- 2 tazas de arroz integral o blanco cocido
- 2 ½ tazas de salsa marinara
- 1 diente de ajo (finamente picado)
- 3 cucharadas aceite de oliva
- 2 pimientos rojos (cortados en mitades)
- 4 rodajas de tomate
- 2 tazas de queso mozzarella (rallado)
- 1 paquete de tofu extra firme (cortado en cubitos después del drenaje)
- 2 pimientos amarillos (cortados en mitades)
- Sal y pimienta

Método:

1. Caliente el aceite en una sartén y cocine a fuego lento. Introduzca el tofu y el ajo finamente picado y siga cocinando durante unos 5-6 minutos.
2. Mezcle 1 taza de salsa marinara.
3. Agregue sal y pimienta según el gusto y cocine hasta que la mezcla se dore.
4. Precaliente el horno a 175 grados centígrados.
5. Agregue porciones iguales de arroz en cada uno de los pimientos. Agregue la salsa marinara restante y una taza de queso.

6. Agregue el tofu, nuevamente en porciones iguales en 4 pimientos.
7. Coloque rodajas de tomate en cada pimiento y adorne con la taza de queso restante.
8. Hornee los pimientos durante 20 minutos hasta que el queso se derrita. Servir caliente.

4. Pasta Vegetariana Tailandesa con Maní

Tiempo: 25 Minutos

Ingredientes (2 porciones)

- 1 cebolla roja (rodajas finas semicirculares)
- ½ zanahoria grande (cortada en palitos delgados)
- ½ cucharada de jengibre rallado
- 1 diente de ajo
- 8 onzas de champiñones cremini (en rodajas)
- 1 cucharada de aceite de oliva
- ½ pimiento grande (en rodajas)
- 3 cucharadas de salsa de soja
- 1 cucharada de mantequilla de maní
- 4 onzas de espagueti integral
- ½ jugo de lima
- ¼ de cilantro (picado)
- ¼ de maní (picado)
- 1 ½ cucharadas de vinagre de arroz

Método:

1. Caliente el aceite de oliva en una sartén a fuego lento. Introducir la cebolla, las zanahorias y los champiñones. Cocine continuamente durante 7 minutos o hasta que la mezcla se ablande. Agregue jengibre, ajo y pimienta. Saltee por 2-3 Minutos.
2. Mezcle la salsa de soja, la mantequilla de maní y el vinagre de arroz. Agregue esta mezcla a la sartén. Vierta el caldo lentamente. Revuelva y mezcle.
3. Agregue los espaguetis y cocine hasta que se ablanden. Aumente el calor, cubra la sartén y deje hervir.

4. Retire la cubierta y baje el fuego. Cocine durante 9-10 minutos o hasta que la pasta esté semi cocida o al dente. Debe absorber el líquido. Siga revolviendo.
5. Decorar con cilantro, jugo de lima y maní picado.

5. Tikka Masala Picante Vegetariano

Tiempo: 25 Minutos

Ingredientes (5 porciones)

- 1 cucharadita de cúrcuma (molida)
- ¼ cucharadita de pimiento rojo (picado)
- 2 paquetes de 14 onzas de tofu extra firme cada uno
- 2 cucharadas de aceite de canola
- 1 ½ pimiento grande (en rodajas)
- 1 cucharada de jengibre picado)
- 1 ½ cebolla grande (en rodajas)
- 1 lata de 28 onzas de tomates secos
- 1 cucharada de harina
- 2 dientes de ajo (triturados)

Método:

1. Mezcle la garam masala, la sal, la cúrcuma y el pimiento rojo (se puede omitir si desea evitar las especias adicionales) en un tazón.
2. Agregue los trozos de tofu en cubos de una pulgada en un tazón con una cucharada de mezcla de especias.
3. Caliente 1 cucharada de aceite a fuego lento. Tírelo en el tofu. Siga cocinando durante 10-12 minutos, revolviendo ocasionalmente hasta que el tofu se dore. Transfiera la mezcla al plato.

4. Agregue el aceite restante, la cebolla, el jengibre, el ajo, el pimiento y siga cocinando la mezcla, hasta que se dore en 5 minutos.

5. Agregue la harina junto con la mezcla de especias restante. Déjelo cubierto con la mezcla de especias por un par de minutos.

6. Combine los tomates y cocine a fuego lento durante 5-6 minutos (revolviendo con frecuencia) hasta que las verduras se hayan ablandado.

7. Agregue el tofu nuevamente a la sartén, cocine mientras revuelve ocasionalmente durante 3-4 minutos. Retirar de la candela. Revuelva mitad y mitad.

8. Disfrute con un arroz integral.

6. Macarrones con Queso y Chile Vegetarianos

Tiempo: 20 Minutos

Ingredientes (3 porciones)

- 500 ml de sopa de tomate
- 1 ½ cebolla mediana (finamente picada)
- cucharadita de paprika (ahumada)
- ½ cucharadita de chile rojo en polvo (ajustar según el gusto)
- ¼ cucharadita de comino molido
- 5 champiñones medianos (en rodajas)
- 120 g de frijoles cocidos
- Sal y pimienta (según su gusto)
- 1 pimiento (en rodajas)
- 180 g de pasta (sin cocer)
- ½ taza de agua
- 80 gr de queso cheddar (rallado)
- Cebolla fresca de primavera y cilantro (picado)

Método:

1. Si usa sopa congelada, descongele en el microondas por 12 minutos.
2. Mientras tanto, caliente el aceite en una sartén. Agregue pimientos, cebollas, chile y finalmente, champiñones.
3. Cocine a fuego lento durante unos minutos hasta que las verduras alcancen una textura suave.
4. Agregue frijoles y todas las especias. Sazonar bien.
5. Agregue la sopa de tomate, la pasta cruda junto con el agua. Combine a fuego lento durante 15-20 minutos. Revuelva

regularmente hasta que la pasta esté bien cocida. Agregue un poco más de agua si es necesario.

6 Una vez listo, agregue la mitad del queso cheddar a la pasta y combine. Cubra la pasta con el queso restante y cocine a fuego lento hasta que el queso se derrita y se dore.

7 Adorne con cilantro fresco, cilantro y cebollín. Sirva caliente con pan de ajo o un acompañamiento de su elección.

7. Garbanzos Shakshuka

Tiempo: 30 Minutos

Ingredientes (4-6 porciones)

- 2 cucharadas de aceite de oliva
- ½ pimiento rojo (picado)
- ½ taza de cebolla blanca (cortada en cubitos)
- 1 lata de 28 onzas de puré de tomate
- 1 cucharada de miel de maple
- 1 ½ cucharadita de pimentón ahumado
- 4 dientes de ajo (picados)
- 2 cucharaditas de comino molido
- 3 cucharadas de pasta de tomate
- 2 cucharaditas de chile en polvo
- ¼ cucharadita de canela (molida)
- 2 tazas de garbanzos (cocidos y escurridos)
- Rodajas de limón
- Sal (según su gusto)

Método:

1. Caliente una sartén con borde grande a fuego reducido / bajo. Introduzca lentamente el aceite de oliva, la cebolla, el ajo y el pimiento. Cocine la mezcla durante unos 5-7 minutos, mientras revuelve regularmente. La mezcla debe ser suave y aromática.

2. Agregue pasta de tomate, jarabe de arce, puré de tomate, sal, comino, pimentón, canela en polvo y cardamomo. Mezclar bien.

3. Cocine a fuego lento durante 3-4 minutos, revolviendo la mezcla regularmente. Si prefiere una textura más suave y

cremosa, puede usar una licuadora. Sin embargo, puede dejarlo como está si prefiere un resultado más grueso.

4. Agregue los garbanzos y las aceitunas y revuelva la mezcla para combinar bien todos los ingredientes. Permita que los sabores se mezclen, mientras hierve a fuego lento la mezcla durante 15 minutos.

5. Ajuste los condimentos según sea necesario. Para más ahumado, puede agregar más pimentón. Del mismo modo, si quiere que sea más dulce, agregue más jarabe de arce.

6. Adorne con jugo de limón, más aceitunas y verduras picadas (perejil o cilantro opcionales).

7. Servir con pasta, arroz o pan. Puede permanecer en el refrigerador por un máximo de 4 días y congelado por un máximo de un mes.

8. Hamburguesa de Frijoles Negros

Tiempo: 25 Minutos

Ingredientes (4 carnes de hamburguesas)

- 1 rebanada de pan tostado y rasgado
- 1 ½ cucharadita de jugo de lima fresco
- ½ cucharadita de lima rallada
- ½ nuez (picada)
- 1/2 taza de cebolla (picada)
- ¾ cucharadita de comino (molido)
- 1 lata de frijoles negros sin sal (lavar y escurrir)
- ½ cucharadita de salsa picante
- 1 ½ cucharadas de ajo (picado)
- 4 cucharaditas de aceite de oliva
- 1 huevo (batido)
- Sal (según su gusto)

Método:

1. Pulse el pan en el procesador de alimentos 4-5 veces antes de transferirlo a un tazón grande.
2. Agregue cebolla, jugo de lima, sal, cáscara, frijoles y ajo en el procesador. Pulse alrededor de 4-5 veces.
3. Agregue la mezcla de frijoles, salsa picante, huevo y nuez a las migas de pan.
4. Separe la mezcla en partes iguales y forme cada una en una empanada gruesa (3/4 de pulgada).
5. Caliente el aceite en una sartén y agregue las empanadas. Cocine uniformemente a fuego lento durante 7-8 minutos en cada lado hasta que alcancen un tinte marrón.
6. Agregue salsas de su elección junto con una rodaja de tomate y otras verduras crudas en bollos de hamburguesa

para disfrutar como deliciosas hamburguesas vegetarianas.

9. Papas - Champiñones al Curry

Tiempo: 20 Minutos

Ingredientes (Rinde 4)

- 1 cebolla (picada aproximadamente)
- 1 papa grande
- 1 berenjena grande (picada en trozos pequeños y gruesos)
- 2 cucharadas de petróleo
- Champiñones de 300 gr
- 200 ml de caldo de verduras
- 3-4 cucharadas de pasta de curry
- Cilantro (picado)
- Sal
- 350 ml de leche de coco

Método:

1. Agregue la bandeja de calentamiento de aceite lo suficiente. Introducir la papa y la cebolla picada. Cocine tapado por 5-10 minutos hasta que sus papas se hayan ablandado.
2. Agregue los champiñones y trozos de berenjena y cocine durante 3-4 minutos.
3. Combine la pasta de curry, la leche de coco y el caldo de verduras.
4. Hervir la mezcla seguido de hervir a fuego lento durante 10-12 minutos o hasta que las papas adquieran una textura suave.
5. Decorar con cilantro y servir con arroz, pan o naan.

10. Curry de Verduras Rojas Tailandesas

Tiempo: 25 Minutos

Ingredientes (4 porciones)

- 3 cucharadas aceite de oliva
- 3 dientes de ajo (picados)
- 1 pimiento rojo grande (cortado en tiras)
- 1 cucharada de jengibre (rallado)
- 1 pimiento amarillo grande (cortado en tiras)
- 1 cebolla mediana (picada)
- Sal
- 1 ½ lata de leche de coco
- 3 zanahorias (peladas, cortadas en trozos redondos de ½ pulgada de grosor)
- 2 cucharadas salsa de soja
- 2 tazas de col rizada (en rodajas finas)
- ½ taza de agua
- 2 cucharaditas de azúcar morena
- 3 cucharadas de pasta de curry rojo tailandés
- Albahaca fresca o cilantro (picado)
- Hojuelas de pimiento rojo (guarnición opcional)
- 3 cucharaditas de vinagre de arroz
- Salsa Sriracha / salsa de ajo y chile

Método:

1. Caliente una sartén grande. Introducir aceite Agregue la cebolla y la sal para cocinar hasta que la cebolla se ablande durante 5-7 minutos. Siga revolviendo con frecuencia.
2. Agregue el ajo seguido de jengibre y cocine durante 2-3 minutos, mientras revuelve continuamente.

3. Agregue las zanahorias y los pimientos y cocine hasta que los pimientos estén ligeramente suaves durante 5 minutos mientras revuelve continuamente. Combine la sabrosa pasta de curry y mezcle bien durante 2-3 minutos.
4. Agregue leche de coco, col rizada, azúcar y agua. Mezclar bien. Cocine a fuego lento. Cocine hasta que los pimientos y las zanahorias se ablanden durante 7-10 minutos. Revuelva con frecuencia.
5. Retirar de la olla y sazonar con vinagre, tamari o guarnición opcional. Ajuste la sal según el gusto.
6. Servir con una cama de arroz.

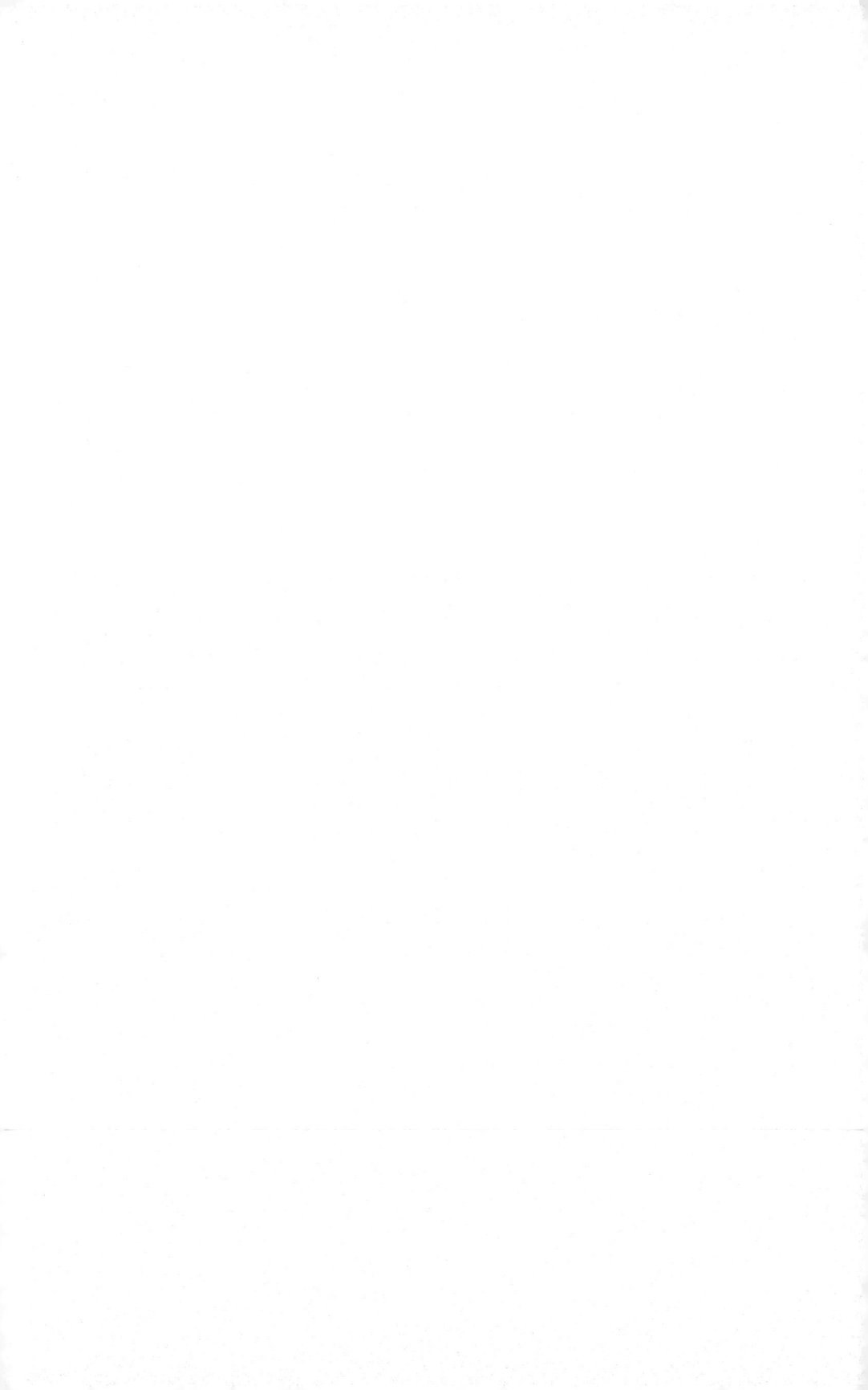

Printed in Great Britain
by Amazon